AF369491

RECHERCHES

SUR LE DIAGNOSTIC DIFFÉRENTIEL

DES LÉSIONS ORGANIQUES

DES

ORIFICES DU COEUR,

Par Michel **RAMBAUD**, D.-M.,

Ancien interne des hôpitaux de Lyon.

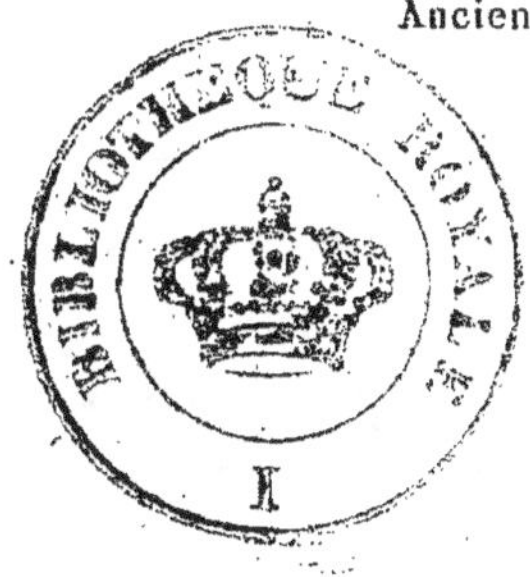

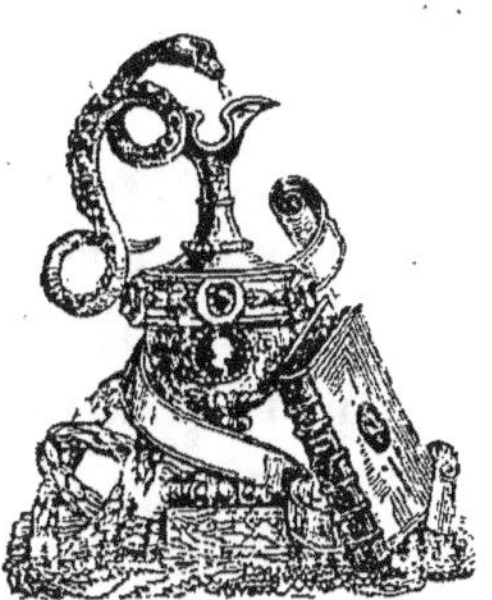

LYON,

IMP. DE MARLE, ÉDITEUR DU JOURNAL DE MÉDECINE,

RUE SAINT-DOMINIQUE, 13.

1845.

RECHERCHES

SUR LE DIAGNOSTIC DIFFÉRENTIEL

DES

LÉSIONS ORGANIQUES DES ORIFICES DU CŒUR.

Si on pouvait toujours assister au début des lésions organiques du cœur, on pourrait quelquefois en triompher, souvent les arrêter, les enrayer dans leur développement, au moyen d'une médication énergique et appropriée ; mais presque toujours elles se développent insidieusement, à l'insu du malade, ou bien elles passent inaperçues pendant un rhumatisme articulaire aigu, grâce à une médication trop pusillanime et au peu d'usage que l'on fait de l'auscultation. Il n'est pas aussi indifférent qu'on pourrait le croire de reconnaître ces diverses lésions passées à l'état chronique; car, si on ne peut pas toujours les guérir, on peut presque toujours, quand on les connaît bien, en modifier très avantageusement les effets ; la précision du diagnostic est aussi utile ici que dans aucune maladie, car elle conduit à des données thérapeutiques importantes, dont l'ignorance, de la part du médecin, peut singulièrement aggraver l'état du malade.

Le bruit de souffle et ses diverses variétés , bruit de scie, de râpe, sibilus , etc., est à peu près constant dans toutes les lésions d'orifices ; on ne peut cependant pas dire que ce soit là un signe pathognomonique , puisqu'il manque quelquefois et qu'on le rencontre dans d'autres maladies. La présence dans le cœur d'un caillot fibrineux adhérent , d'un polype , détermine sûrement un bruit de souffle; et, en pareil cas, on serait fort embarrassé, je crois , de poser un diagnostic certain , si on n'avait pas quelques autres signes plus importants tirés de l'état général du malade ou de la circulation dans d'autres organes ; il faut avouer, toutefois, que le cas serait fort embarrassant.

L'hypertrophie simple du cœur peut s'accompagner de bruit de soufflet. Dans cette affection , le bruit anormal est habituellement moins fort, moins rude que dans la lésion d'un orifice; il laisse plus ou moins entendre le claquement valvulaire ; il est intermittent , disparaît par l'effet d'une saignée ou des sédatifs de la circulation, pour revenir aussitôt que la fréquence et l'énergie des battements du cœur s'accroissent, par suite de circonstances morales ou physiques. Comme l'hypertrophie ventriculaire complique presque constamment la lésion de certains orifices, il n'est pas sans importance de savoir quel est le caractère du bruit de souffle appartenant à l'hypertrophie simple.

La chlorose enfin produit souvent un bruit de soufflet au cœur; on pourrait peut-être craindre alors de confondre deux maladies aussi différentes , et vraiment, si cela était possible, ce ne serait pas sans un immense danger pour le malade. Les saignées , souvent si utiles dans les maladies organiques du cœur, ont, comme chacun sait, et comme j'ai pu m'en convaincre, une influence désastreuse sur la chlorose; mais cette dernière, outre les signes généraux, dyspepsie, dysmcnorrhée, troubles divers dans l'innervation, etc., qui l'accompagnent constamment et la caractérisent si bien, donne un bruit de soufflet qui a des caractères particuliers : il n'est jamais continu, il est moins énergique, il ne coïncide jamais avec une hypertrophie ventriculaire; il s'accompagne toujours de bruits anormaux, variés et pathognomoniques dans les grosses artères, la crurale, la carotide, la sous-clavière.

Le bruit de frottement péricardique simule quelquefois parfaitement le bruit de souffle, au point de tromper même une oreille exercée. On peut éviter cette erreur, qui ferait confondre une maladie mortelle avec une maladie grave, sans doute, mais curable, en auscultant avec soin les artères du cou, la région cardiaque en avant et en arrière et l'épigastre, en variant les positions du malade. Le double claquement valvulaire, signe à peu près certain de l'intégrité des orifices, souvent couvert et masqué à la région précordiale, s'entend alors dans l'un ou l'autre de ces points. Du reste, on peut souvent percevoir les bruits normaux du cœur, même à la région précordiale, au travers du bruit de frottement.

Le bruit de souffle, remplaçant l'un des deux claquements valvulaires, doit toujours faire soupçonner une lésion d'orifice ; l'appréciation exacte de son timbre, de sa durée, de la profondeur à laquelle il semble se produire, du temps auquel il correspond, conduisent à déterminer sûrement sa valeur. A l'aide de l'auscultation et dans l'état actuel de la science , on peut arriver assez facilement à diagnostiquer une lésion d'orifice ; mais la tâche devient plus difficile et plus laborieuse quand on veut aller au-delà et désigner le siége précis de la lésion, alors on n'arrive plus qu'à des approximations ; la certitude manque.

« S'il y a rétrécissement ou insuffisance au cœur gauche, dit M. Littré (*Dict. méd.*, tom. VIII) (1) , le bruit morbide qui , à la région précordiale , masque le bruit naturel correspondant du cœur droit, disparaît à mesure qu'on s'éloigne, et dans un point du côté droit de la poitrine , point qu'il faut chercher, on n'entend plus qu'un tic-tac naturel quoique éloigné ; le contraire a lieu si c'est le cœur droit qui est malade , et, si l'on trouvait loin du cœur et des deux côtés de la poitrine un bruit morbide , on conclurait que les deux moitiés sont affectées. Si le bruit de souffle est au premier temps et qu'il soit rude , il indique un rétrécissement artériel ; s'il est doux et le pouls dérangé , il indique une insuffisance auriculo-ventriculaire. Il y a des rétrécissements légers qui ne produisent qu'un bruit de souffle doux ; alors le diagnostic devient plus difficile. Si le bruit de souffle correspond au deuxième temps et qu'il se prolonge dans les artères , il indique une insuffisance des valvules artérielles ; dans le cas contraire , un rétrécissement auriculo-ventriculaire. »

La position relative de l'aorte et de l'artère pulmonaire donne un démenti formel aux préceptes de M. Littré ;

(1) Je ne citerai pas M. Bouillaud, qui , le premier, s'est occupé de ce sujet , parce que les préceptes qu'il donne sont reproduits par M. Littré.

ces deux orifices sont trop rapprochés l'un de l'autre pour qu'on puisse rien induire du point de la poitrine où l'on entend le mieux le bruit anormal.

Quant aux orifices auriculo-ventriculaires, combien de circonstances qui peuvent modifier la propagation des bruits du cœur ! l'hépatisation, l'œdème du poumon, l'épanchement pleurétique, les déviations du cœur, etc. Quel fondement établir sur le timbre du bruit de souffle? Le degré du rétrécissement, les concrétions valvulaires si fréquentes dans les cas d'insuffisance ne peuvent-ils pas le modifier sans cesse ?

Pour MM. Barth et Roger, le bruit de souffle au premier temps, quand il a son maximum à la pointe de l'organe et qu'il ne se propage pas dans les gros troncs artériels, indique une insuffisance auriculo-ventriculaire. Ce même bruit de souffle, quand il a son maximum à la base du cœur et qu'il se propage dans les grosses artères, indique un rétrécissement artériel. Un bruit de souffle au deuxième temps, ayant son maximum d'intensité au-dessous du mamelon, avec propagation dans les grosses artères, est le signe d'une insuffisance artérielle ; et pour reconnaître de quel côté du cœur siége la lésion, ces mêmes auteurs recommandent d'explorer avec soin l'état du pouls, dont les caractères, disent-ils, seront plus sûrement et plus profondément modifiés par les maladies du cœur gauche ; d'examiner avec soin le reflux du sang veineux, et, en dernier lieu, dans les cas embarrassants, de consulter les données de l'expérience sur la fréquence relative des maladies dans tel ou tel côté du cœur.

Certes, avec des données aussi précises, il semble que

la solution du problème que nous nous sommes posé soit
facile: malheureusement, il est souvent difficile, pour
ne pas dire impossible, de déterminer l'intensité relative
du bruit de souffle dans des points aussi rapprochés, au
sommet et à la base du cœur; et, à supposer que cela
puisse se faire facilement, il faudrait encore être sûr que
rien, ni dans le cœur, ni dans le péricarde, ni dans le
poumon, n'a modifié la propagation du bruit de souffle.
Quant à la transmission du bruit de souffle dans les artères, il est certain qu'elle peut avoir lieu dans le cas
d'insuffisance auriculo-ventriculaire sans aucune lésion
de l'aorte; enfin, pour le bruit de souffle qui accompa-
gnerait le rétrécissement simple auriculo-ventriculaire,
je suis porté à croire, avec MM. Barth et Roger eux-
mêmes, qu'il n'existe pas; ou tout au moins qu'il est
fort rare.

L'état du pouls peut certainement fournir de bons signes; mais il serait plus vrai, je crois, de dire qu'il se
modifie en raison de l'hypertrophie ventriculaire plutôt
qu'en raison de la lésion d'un orifice du cœur droit ou du
cœur gauche; quant au pouls veineux, il n'est pas constant. Enfin, MM. Barth et Roger semblent eux-mê-
mes comprendre l'insuffisance des moyens qu'ils ont pro-
posé, quand ils disent qu'en dernière analyse, il faut
consulter la fréquence relative des maladies du cœur
droit et du cœur gauche.

M. Forget, de Strasbourg (*Gazette méd.*, juin, juillet, août 1844), admet aussi que les signes donnés jusqu'à ce jour pour distinguer l'orifice malade sont tout-à-
fait insuffisants, lorsqu'il dit : « L'appréciation du siége
précis de la lésion valvulaire est très difficile pendant la

vie, et, en pratique, la détermination de l'orifice affecté
est réellement de peu de valeur, et tous les préceptes
qu'on s'est efforcé d'établir pour apprendre à distinguer
quel est le côté du cœur où siége l'altération, reposent sur
des bases bien hasardées. » Et plus loin : « Indépendam-
ment de la rareté des altérations organiques des orifices
droits, on s'épuise vainement à préciser les signes dis-
tinctifs de ces lésions (1). »

§ I. — *De la lésion de l'orifice auriculo-ventriculaire gauche.*

C'est la plus fréquente, celle qui fatigue le plus les
malades, celle qui s'accompagne des signes les plus ca-
ractéristiques. Dans l'état normal, la double valvule
qui garnit le pourtour de cet orifice, l'oblitère complètement quand elle s'élève pendant la systole ventriculaire,
et tout le sang contenu dans le ventricule est poussé dans
l'aorte. Quand il y a insuffisance valvulaire et rétrécissement réunis, ce qui arrive presque toujours, quand la
valvule s'est racornie, épaissie, qu'elle a contracté des
adhérences vicieuses, quand son bord libre s'est couvert
d'incrustations, les choses ne se passent plus ainsi. Une
moins grande quantité de sang passe de l'oreillette dans
le ventricule pendant le temps accordé à la systole auri-

(1) Dans son travail, cet auteur s'attache surtout à déterminer
quelle influence la maladie de chacun des orifices exerce sur la dilatation et l'hypertrophie de diverses cavités du cœur. Il y aurait certainement là de très bonnes données pour le diagnostic différentiel
si on pouvait toujours facilement déterminer l'état des diverses cavités.

culaire, à cause du rétrécissement, il y a stase du sang, et, quand le ventricule vient à se contracter, le sang qu'il contient, trouvant deux issues par où s'échapper, se divise en deux colonnes et passe à la fois dans l'aorte et dans l'oreillette. L'ondée sanguine, lancée dans l'aorte, est diminuée de toute la quantité qui rentre dans l'oreillette ; de là, la petitesse du pouls ; de plus, comme cette quantité peut varier et varie en effet par une foule de circonstances, le pouls devient inégal. Ce n'est pas tout : le sang qui rentre dans l'oreillette refoule la colonne sanguine, qui suivait son cours normal, et tend à la repousser dans les veines pulmonaires dilatées et jusque dans le poumon. C'est là une nouvelle force développée par la lésion de tissu et dont il faut tenir compte pour apprécier ce qui se passe dans ce point du cercle circulatoire. Le sang hématosé qui revient du poumou a un double obstacle à surmonter ; aussi ne tarde-t-il pas à s'accumuler dans les veines pulmonaires et dans les capillaires du poumon, qui deviennent ainsi l'aboutissant de deux courants de liquide partis de chacun des ventricules, dirigés en sens inverse, agissant simultanément et tendant à s'équilibrer. Le rétrécissement ou l'insuffisance simples produiraient les mêmes phénomènes, mais à un moindre degré et moins rapidement. Du reste, il est rare qu'ils ne soient pas réunis.

Comme on le voit, tout concourt à produire dans le poumon une congestion sanguine particulière ; cet organe se trouve placé dans des conditions de circulation exceptionnelles qui ne se rencontrent dans aucun autre cas. Aussi voit-on souvent, dès le début, les fonctions respiratoires se troubler d'une manière effrayante. La toux , la dyspnée sont incessantes ; le moindre exercice, la moindre émotion les exaspèrent quelquefois au point de faire craindre la suffocation. C'est , à mon avis , un des spectacles les plus douloureux que celui que présentent ces infortunés luttant contre un mal qui s'accroît par leurs efforts. A des époques indéterminées, surviennent des hémoptysies plus ou moins abondantes , mais qui le sont cependant toujours assez pour n'être pas confondues avec les stries de sang qui tachent les crachats des malades atteints de toux convulsive , et, avec un peu d'attention, on peut toujours les distinguer de celles qui dépendent de la tuberculisation du poumon. Ces hémoptysies constituent le signe essentiel de la lésion de l'orifice auriculo-ventriculaire gauche ; il est immanquable et ne se rencontre jamais dans la lésion des autres orifices.

Je ne veux pas atténuer l'importance des signes fournis par l'auscultation ; assurément, sans eux il serait difficile de diagnostiquer avec précision une lésion du cœur ; mais, il faut bien le dire , s'ils ont une grande valeur pour révéler l'existence d'une lésion d'orifice , il n'en est pas de même quand il s'agit de déterminer quel est l'orifice malade. Tous ceux qui se sont occupés de ce sujet savent le degré de confiance que méritent ces données de diagnostic différentiel fondées sur la nature du bruit de soufflet , sur le lieu où on l'entend le mieux. Qui pourrait dire , par exemple , qu'un bruit de souffle , au premier temps , est le signe certain de la lésion de l'orifice aortique ? Ne le rencontre-t-on pas tout aussi souvent dans la lésion des orifices auriculo-ventriculaires ? On ajoute , il est vrai, que , dans la lésion de l'orifice aortique il se prolonge dans les artères du cou ; mais cela ar-

rive aussi dans la lésion des orifices auriculo-ventriculaires. J'en ai vu où le bruit de souffle dans les artères
du cou était tout aussi énergique qu'à la région précordiale ; je citerai, entre plusieurs, l'observation suivante
qui m'a été fournie par M. Million aîné, mon collègue.

« Beaujon, femme mariée, âgée de 30 ans, entre le
27 juin 1844 à l'Hôtel-Dieu, salle St-Charles, n° 109.
Elle accuse trois mois de maladie seulement ; elle raconte
qu'elle a éprouvé, il y a quelques années, des douleurs
vagues de rhumatisme. L'année dernière, elle eut un rhumatisme plus intense qui l'a tenue au lit l'espace de trois
semaines, environ. Depuis cette époque, dyspnée par
intervalles, surtout après la marche ou tout autre exercice, santé générale assez bonne du reste. Il y a trois
mois, les symptômes du côté de la poitrine doublèrent
d'intensité ; il y eut orthopnée, palpitations violentes,
anxiété précordiale et des hémoptysies abondantes. Dès-
lors, persistance des accidents, hémoptysies assez fréquentes, œdème des membres inférieurs vers le soir. Il
y a un mois, accouchement qui n'a rien présenté de particulier ; imprudence de la part de la femme, sortie hâ-
tive, exposition à l'humidité ; nouvelle exacerbation des
phénomènes du côté de la poitrine ; l'œdème prend de
l'extension.

« *État actuel.* — Décoloration des téguments, pâleur,
bouffissure de la face, anxiété de la physionomie, orthopnée, œdème des membres inférieurs, du tronc et
des mains. La percussion de la poitrine donne pourtant
un son naturel ; un peu de râle sous-crépitant à gauche
en approchant du cœur, en avant et en arrière ; partout
ailleurs respiration un peu bruyante.

« Frémissement cataire à la région précordiale; le premier temps est remplacé et entièrement couvert par un bruit de souffle râpeux, très allongé, superficiel, qui rappelle parfaitement le bruit de frottement péricardique. On entend le second bruit.

« Pouls inégal mais régulier, un peu accéléré, d'une force médiocre.

« Sommeil agité. Rien du côté des centres nerveux.

« Appétit conservé ; digestions pénibles.

« Diminution des urines, qui sont limpides et ne précipitent pas par l'acide nitrique.

« Engorgement laiteux des seins.

« Le lendemain, on reconnaît que le bruit de souffle se prolonge dans les carotides et s'y entend avec autant d'intensité qu'à la région précordiale.

« Le 4 juillet, la mort était imminente. Mort le 6. »

AUTOPSIE 24 HEURES APRÈS LA MORT.

« Le poumon gauche est un peu œdémateux et engoué dans le voisinage du cœur.

« Le péricarde contient un peu plus de sérosité citrine qu'à l'état normal ; sa surface cardiaque est recouverte d'un peu de graisse douce au toucher.

« L'orifice aortique, l'aorte et ses branches sont parfaitement sains, ainsi que l'orifice et l'artère pulmonaires.

« Il y a insuffisance très légère, incertaine même, à l'orifice auriculo-ventriculaire droit, sans aucune lésion des valvules.

« L'orifice auriculo-ventriculaire gauche est transformé en une espèce de fissure exactement semblable à la glotte; la valvule est épaissie surtout à son bord libre, immobile.

« Il y a insuffisance et rétrécissement.

« Le volume du cœur est normal.

« Il n'y a rien dans les autres organes. »

Si on n'eut tenu compte, dans ce cas, que des signes fournis par l'auscultation , on eût été fort embarrassé ; l'allongement du bruit de souffle , ses caractères physiques, qui le rapprochaient du bruit de frottement péricardique , le frémissement cataire devaient faire croire à une péricardite. Le bruit de souffle, si intense qu'on entendait dans les carotides, semblait prouver, au contraire, que la lésion avait son siége à l'orifice aortique.

L'existence des hémoptysies fit penser , néanmoins, qu'il y avait une lésion grave de l'orifice auriculo-ventriculaire gauche , et l'autopsie justifia , comme on l'a vu , pleinement le diagnostic.

Je pourrais citer , à l'appui de l'opinion que j'émets , un grand nombre de faits recueillis depuis 1842, car j'ai attendu que l'expérience clinique eût sanctionné ce que le raisonnement m'avait fait entrevoir. Je me bornerai, toutefois, à quelques-uns, de crainte de devenir fastidieux.

« Chambard , âgée de 53 ans, journalière, entre à l'Hôtel-Dieu , salle de la Clinique (femmes) , le 23 septembre 1842. Elle a eu des rhumatismes et des hémoptysies légères ; elle accuse deux ans et demi de maladie. Symptômes pulmonaires depuis cette époque.

« *État actuel.*—Dyspnée intense , toux fréquente avec expectoration abondante , muqueuse , souvent hémoptoïque. Le moindre exercice , le décubitus dorsal à plat provoquent une toux et une dyspnée insupportables.

« Œdème des pieds , ascite , teinte bleuâtre des lèvres , face d'un jaune terreux.

« Impulsion du cœur énergique, irrégularité très marquée de ses battements. Le premier bruit est remplacé par un bruit de soufflet prolongé couvrant souvent le second temps ; dans les artères du cou , on n'entend que le second temps , qui est bien marqué.

« Rien dans les autres fonctions.

Diagnostic. — « Lésion de la valvule auriculo-ventriculaire gauche. »

Le 5 novembre , la malade sort dans le même état, pour rentrer presque aussitôt salle des 2mes femmes fiévreuses, où elle meurt le 10.

AUTOPSIE 36 HEURES APRÈS LA MORT.

« Sérosité un peu plus abondante qu'à l'état normal dans le péricarde, qui présente , sur chacune des faces du cœur, quelques fausses membranes anciennes nacrées , lisses , incapables de produire le moindre bruit par le frottement.

« Le ventricule gauche est hypertrophié; le droit a ses parois amincies.

« L'oreillette droite est énormément distendue par des caillots.

« L'ouverture auriculo-ventriculaire gauche est transformée en une fissure allongée permanente, qui ne peut s'agrandir ni se diminuer par suite des adhérences que le bord libre de la valvule a contractées avec la face interne du ventricule. La partie non adhérente a son bord libre rugueux , épais de deux lignes au moins ; le reste de la valvule est épaissi à un moindre degré.

« Il y a rétrécissement et insuffisance valvulaire.

« Les autres orifices et les gros vaisseaux sont parfaitement sains.

« Rien dans les autres organes. »

Il y eut des hémoptysies dans ce cas comme dans le précédent, mais à un moindre degré. Les signes fournis par l'auscultation étaient assez évidents : il n'y avait point de bruit de souffle dans les artères, point de pouls veineux ; on pouvait, à la rigueur, se passer du signe que j'indique ; le bruit de souffle, s'il était produit par une lésion d'orifice, ne pouvait pas avoir son siége ailleurs qu'à l'orifice auriculo-ventriculaire gauche ; mais, comme il y avait de l'hypertrophie et que souvent elle s'accompagne d'un bruit de souffle au premier temps, il aurait pu rester quelques doutes. Et, qu'on le remarque bien, cette hypertrophie du ventricule, quoique l'obstacle soit avant lui, n'est point une exception ; on la rencontre souvent dans la lésion simple de l'orifice qui nous occupe.

« Chevay, jardinier, âgé de 65 ans, entre à la Clinique (hommes), le 19 octobre 1842 ; il accuse cinq semaines de maladie seulement et des hémoptysies assez fréquentes mais peu abondantes. »

État actuel. — « Toux, expectoration muqueuse mêlée de crachats cuits, dyspnée intense qui devient insupportable au moindre exercice, râle muqueux dans toute la poitrine.

« Les battements du cœur sont sourds, profonds, souvent couverts par le bruit respiratoire ; le rythme change à chaque instant, tantôt fréquent, tantôt lent ; le premier bruit manque souvent ou est à peine appréciable ; le second bruit s'entend bien en général ; quelquefois les deux bruits manquent.

« Pouls filiforme, quelquefois insensible, se ralentissant par intervalles comme le cœur. »

Diagnostic. — « Catarrhe chronique avec insuffisance de la valvule auriculo-ventriculaire gauche.

« Le 22 octobre les battements du cœur sont plus forts, assez sensibles à main.

« Mort le 2 novembre. »

AUTOPSIE 36 HEURES APRÈS LA MORT.

« Sérosité abondante, limpide, sans fausses membranes dans le péricarde, hypertrophie du ventricule gauche, incrustations ostéiformes sur la valvule mitrale avec épaississement général; rétrécissement et insuffisance.

« Rougeur et épaississement des bronches.

« Rien dans les autres organes. »

Chez le sujet de cette observation, l'absence du bruit de souffle, l'existence d'une maladie essentielle des bronches, pouvaient parfaitement induire en erreur. On aurait pu rapporter à un état nerveux, à un hydropéricarde, même à une hypertrophie ventriculaire, l'absence du premier bruit, l'irrégularité des battements, la petitesse du pouls. La coïncidence des hémoptysies, qui ne pouvaient pas se rapporter à une lésion du poumon, inspira le diagnostic qui fut porté et que l'autopsie justifia.

« Colomb, âgée de 47 ans, née à Brezins (Isère), ménagère, entre à la Clinique (femmes) le 5 décembre 1842; elle accuse neuf ans de maladie, plusieurs

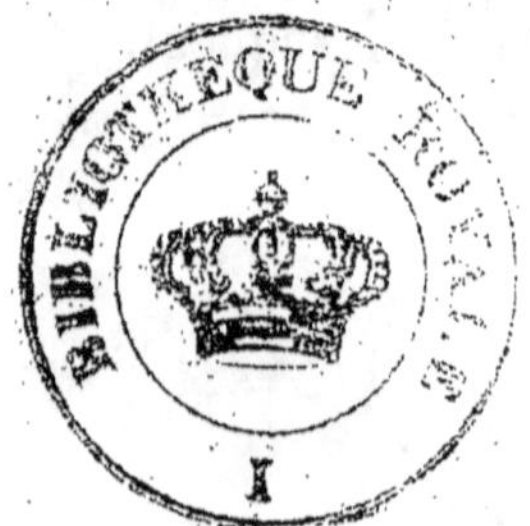

2

hémoptysies assez abondantes et des troubles anciens dans les fonctions respiratoires. »

État actuel. — Dyspnée intense, toux fréquente, expectoration muqueuse médiocrement abondante.

« Battements du cœur forts, un peu tumultueux et irréguliers.

« Les bruits du cœur sont irréguliers : le premier bruit est constamment remplacé par un bruit de souffle très intense ; le second bruit ne s'entend pas très bien à la région précordiale, mais il est nettement marqué dans les artères du cou, qui ne donnent aucun bruit de souffle.

« OEdème des membres inférieurs, ascite.

« Point de troubles dans les organes de la digestion.

« 26 décembre, hémoptysie abondante ; la malade remplit, à peu près, une casserole de sang en un jour.

« Le 1er janvier l'hémoptysie durait encore.

« Mort le 4 janvier 1843. »

AUTOPSIE 36 HEURES APRÈS LA MORT.

« OEdème considérable et général, ascite.

« Cœur hypertrophié d'une manière uniforme et proportionnelle pour chacun des ventricules ; l'oreillette gauche est un peu amincie et dilatée.

« La valvule mitrale est très notablement épaissie, sur ses bords surtout, sans rugosités ni incrustations crétacées ; par un point de son bord libre elle adhère au sommet de la grosse colonne charnue externe ; les petits tendons qui vont de cette colonne charnue à la valvule ont disparu, et il en résulte une insuffisance valvulaire des plus marquées ; l'orifice est, en quelque sorte, presque complètement dépourvu de valvule.

« Les autres orifices sont sains.

« Les autres organes ne présentent rien de particulier.»

Il eût été assez difficile de se tromper dans ce cas, les signes de la lésion de l'orifice auriculo-ventriculaire gauche étaient nombreux et bien caractérisés ; cependant l'hypertrophie était assez considérable pour qu'on pût croire que c'était la seule lésion , si on se fût borné à un examen superficiel.

Parmi les observations que je cite , il n'y en a qu'une où le malade ait eu des hémoptysies dans les derniers temps de la vie. Dans toutes les autres , elles ont lieu à une époque antérieure à l'entrée des malades. Je ne saurais donner aucune explication de ce fait assez singulier ; je me contente de le signaler comme assez fréquent. C'est là , sans doute , ce qui est cause que personne encore n'avait remarqué que la lésion de l'orifice auriculo-ventriculaire gauche était la seule qui fût accompagnée d'hémoptysies.

Je n'ai pas l'intention de rappeler ici tous les signes connus de la lésion de l'orifice auriculo-ventriculaire gauche. Je voulais seulement prouver que cette lésion s'accompagne toujours d'un phénomène essentiel et caractéristique de la congestion sanguine pulmonaire, et consécutivement de l'hémoptysie.

Le temps et l'expérience prouveront, je l'espère, qu'il n'y a rien de trop absolu dans les conclusions que j'ai tirées d'une observation attentive de plusieurs années dans un grand hôpital.

§ II. — *De la lésion de l'orifice auriculo-ventriculaire droit.*

Il y a des phénomènes généraux qui sont communs à toutes les lésions d'orifices, et on pourrait presque dire à toutes les maladies du cœur : telles sont l'ascite et l'œdème ; d'autres, ceux qui sont du ressort de l'auscultation, peuvent toujours se rapporter au cœur droit ou au cœur gauche à cause de la simultanéité d'action des parties symétriques du cœur. Les uns et les autres sont de peu d'importance pour la solution du problème que nous nous sommes posé.

Quel que soit le genre de lésion anatomique qu'ait éprouvé l'orifice auriculo-ventriculaire droit, il en résulte toujours ou un rétrécissement simple, ou une insuffisance valvulaire simple, ou un rétrécissement avec insuffisance valvulaire. Dans les trois cas, le sang noir irrésistiblement poussé, ne pénétrant qu'avec peine dans le cœur, s'accumule dans les grosses veines et dans les organes les plus voisins, tandis qu'il se raréfie au-delà de l'obstacle. La vitesse d'écoulement au voisinage du cœur ne compense plus la diminution de capacité du système veineux ; le cours du sang est ralenti là où il devrait acquérir une plus grande rapidité. Il y a antagonisme entre la force *à tergo*, qui pousse le sang vers le cœur, et l'obstacle qui siége à l'orifice auriculo-ventriculaire droit. La quantité de sang veineux augmente, tandis que le sang artériel diminue proportionnellement. Ce dernier, dont le cours est libre de tout obstacle, arrive aisément jusque dans les capillaires à l'aide de l'impulsion vigoureuse du ventricule gauche; sa progression normale n'est entravée que là où s'amortit cette impulsion.

Presque tous les organes se ressentent de la lésion de l'orifice auriculo-ventriculaire droit.

Le foie, cet aboutissant de la circulation veineuse abdominale, se congestionne, son volume augmente, il devient souvent le siége de douleurs obtuses, intermittentes, que réveillent la pression et la percussion; il survient un sentiment de gêne, de malaise, de pesanteur dans le ventre. Les digestions se dérangent; il y a dyspepsie avec phénomènes variés.

Le péricarde, en raison de la difficulté que les veines du cœur éprouvent à se vider dans l'oreillette droite, se remplit de sérosité; la matité précordiale s'étend; les bruits du cœur normaux ou anormaux deviennent plus sourds et plus profonds, disparaissent même quelquefois; le choc du cœur contre les parois thoraciques devient insensible (1).

L'œdème des membres inférieurs, l'ascite se prononcent plus tôt; partout le système veineux paraît acquérir un plus grand développement; les veines deviennent plus saillantes sous la peau. Celles du cou, quand il y a insuffisance valvulaire, présentent bientôt un phénomène caractéristique qui ne peut plus laisser de doute sur le genre de lésion qu'a éprouvé le cœur; elles présentent ce qu'on a appelé le pouls veineux, c'est-à-dire un mouvement de dilatation isochrone au pouls radial; mouvement produit par le choc que le sang, contenu dans le ventricule droit et qui n'est plus arrêté par la valvule tricuspide, imprime à celui qui est contenu dans

(1) C'est peut-être à cet hydropéricarde inévitable qui comprime plus ou moins le cœur, qu'il faut attribuer la rareté de l'hypertrophie ventriculaire dans cette lésion.

l'oreillette et successivement à celui qui remplit les veines jugulaires. Le pouls veineux est rarement sensible
au toucher, à cause de la faiblesse des parois veineuses
et de leur extensibilité. Le plus souvent, ce n'est qu'une
sorte d'ondulation que l'œil seul peut saisir ; mais, si
on comprime légèrement la veine jugulaire, on s'aperçoit aussitôt qu'elle ne se vide pas au-dessous du point
comprimé, ce qui démontre péremptoirement le reflux
du sang et le pouls veineux.

Dans tous les cas, les veines du cou deviennent turgescentes; le cou lui-même se gonfle et s'empâte sans cependant qu'il y ait œdème.

Le cerveau devient le siége d'une hypérémie veineuse,
ses fonctions se troublent ; il y a tendance à l'assoupissement, au sommeil aussitôt que le malade reste en repos ; la physionomie perd de son expression, la face est
bouffie et les lèvres bleuâtres ; l'intelligence devient paresseuse, les malades sont indifférents et silencieux; les
femmes perdent ces instincts de coquetterie et de pudeur
qui les suivent dans tous les âges et dans toutes les conditions ; elles se laissent découvrir et examiner avec indifférence, et s'occupent à peine de leur toilette et des
soins de propreté les plus vulgaires.

La teinte de la peau s'altère plus rapidement et plus
profondément ; elle paraît plus terreuse que dans les autres affections d'orifices.

Les symptômes pulmonaires, si essentiels et si menaçants dans la lésion de l'orifice gauche correspondant,
ont presque disparu de la scène morbide; la dyspnée, la
toux ne se rencontrent pas chez tous les malades, et,
quand elles existent, elles sont beaucoup moins intenses

et jamais continues ; elles reviennent par crise. Quant aux hémoptysies, on n'en rencontre jamais.

L'aspect général de ces malades est si caractéristique dans les derniers temps de la vie, qu'un œil exercé pourrait presque, à cette époque, se passer de tout examen.

Ainsi, le pouls veineux quand il existe, dans tous les cas l'absence des hémoptysies, l'état des fonctions des organes encéphaliques et abdominaux, l'hydropéricarde, la non coïncidence de l'hypertrophie ventriculaire, fournissent suffisamment de signes pour qu'on puisse établir, d'une manière positive, le diagnostic de la lésion de l'orifice auriculo-ventriculaire droit.

Les deux observations qui suivent serviront de complément et de justification aux considérations qui précèdent.

« Poncet, âgée de 49 ans, née à Lyon, entre à l'Hôtel-Dieu, salle de la Clinique (femmes), le 26 décembre 1842.

« Elle n'a jamais eu de rhumatisme, jamais d'hémoptysie ; elle est en proie à une misère profonde.

« Depuis dix ans, œdème des membres inférieurs, surtout pendant l'été.

« Depuis trois ans, palpitations, battements de cœur, *crises d'estomac*, douleurs à l'épigastre.

« Depuis un an, dyspnée après les exercices rapides, quelquefois même dans le repos.

« Depuis deux ans que les règles ont cessé, pesanteur de tête, tendance à l'assoupissement, troubles variés de la digestion, diarrhée ou constipation, nausées, dégoût pour les aliments, un peu de toux, expectoration rare.

« Depuis huit jours, douleurs à la région hépatique.

État actuel. — « Teinte terreuse de la face, lèvres minces et violacées.

« Tendance à l'assoupissement, intelligence paresseuse, mémoire incertaine.

« Inappétence, soif, nausées, vomissements, douleur assez vive à la région hépatique, surtout à la pression ; ventre souple et indolent, selles naturelles.

« Dyspnée légère, toux, expectoration rare, muqueuse ; un peu de râle muqueux, respiration bonne partout.

« Matité précordiale un peu étendue ; on sent bien les battements du cœur à la main ; les deux bruits s'entendent bien partout, ne s'accompagnent d'aucun bruit anormal ; le premier seulement est un peu allongé ; point d'intermittence ou d'irrégularité dans les bruits du cœur.

« Le pouls est petit, filiforme, à peine sensible des deux côtés, irrégulier dans sa force, mais non dans son rythme ; pouls veineux très marqué dans les jugulaires.

Diagnostic. — « Insuffisance de la valvule auriculoventriculaire droite ; bronchite légère. »

Jusqu'au 6 janvier 1843, jour de sa mort, cette femme, auscultée deux fois par jour, ne présenta pas le moindre bruit de souffle ; elle s'éteignit doucement dans une espèce de coma.

AUTOPSIE 36 HEURES APRÈS LA MORT.

« Cyanose des lèvres et, à un moindre degré, de la peau.

« Les veines sous-cutanées sont très apparentes ; les

jugulaires internes disséquées sont plus volumineuses que ne l'est habituellement la veine cave abdominale.

« Sérosité abondante dans le péricarde.

« Le cœur a son volume et son épaisseur ordinaires ; l'oreillette droite est agrandie.

« Toutes les valvules sont saines, sans incrustations ou épaississements. La valvule tricuspide droite ne peut oblitérer complètement l'orifice auquel elle est adaptée ; elle laisse libre un espace capable d'admettre le petit doigt ; du reste, elle a son épaisseur et sa forme ordinaires. La circonférence de cet orifice est de 4 pouces 4 lignes ; celle de l'orifice auriculo-ventriculaire gauche est de 3 pouces 6 lignes.

« Congestion cérébrale diffuse ; gouttelettes sanguines nombreuses sur les coupes de la substance cérébrale.

« Rien dans les autres organes. »

L'absence complète du bruit de souffle chez la femme qui fait le sujet de cette observation, est une chose bien digne de remarque. A coup sûr, l'auscultation ne pouvait qu'égarer le diagnostic, et on aurait pu, jusqu'à un certain point, rapporter à un catarrhe idiopathique tous les phénomènes observés, si le développement des veines sous-cutanées, la teinte de la peau et des lèvres, et surtout le pouls veineux, n'avaient dénoté une insuffisance marquée de la valvule tricuspide. On ne peut attribuer, comme je le crus d'abord, cette absence du bruit de souffle à l'état de la valvule, car nous verrons, dans l'observation suivante, qu'un fort bruit de souffle peut coïncider avec une valvule insuffisante, mais parfaitement saine, du reste.

« Saubra, âgée de 49 ans, fabricante d'étoffes de soie,

née à Lyon, entre à l'Hôtel-Dieu, salle de la Clinique (femmes), le 13 février 1843.

« Rhumatisme articulaire aigu, il y a sept ans; la malade fait remonter à cette époque sa maladie actuelle.

« Depuis cette époque, dyspnée intermittente, revenant surtout après les exercices un peu violents; toux rare, insignifiante; œdème des jambes, jamais d'hémoptysies.

« Troubles fréquents et variés dans la digestion; nausées, vomissements glaireux fréquents sans perte d'appétit, douleur vers l'appendice xyphoïde.

« Depuis deux mois, les phénomènes du côté des fonctions respiratoires se sont aggravés subitement.

« Aujourd'hui, orthopnée, toux fréquente, expectoration assez abondante, muqueuse; râle muqueux très abondant dans les deux poumons.

« Palpitations violentes, douleurs à la région précordiale, matité normale, impulsion médiocrement forte.

« Bruit de souffle intense à la place du premier bruit à la partie inférieure de la région précordiale; à la partie supérieure et du côté gauche, on entend les deux bruits; le bruit de souffle se rapproche du frottement péricardique.

« Pouls veineux dans les jugulaires.

« OEdème des membres inférieurs, ascite; douleurs sourdes dans tout le ventre, surtout à la région hépatique.

« Pouls petit, quelquefois intermittent.

« Teinte feuille-morte de la peau; lèvres minces et violacées.

« Développement des veines sous-cutanées. »

Diagnostic. — « Insuffisance de la valvule auriculo-ventriculaire droite. — Péricardite. — Bronchite. »

Depuis son entrée, jusqu'au 25 mars suivant qu'elle mourut, cette malade ne présenta rien de particulier, sinon tous les signes d'une congestion sanguine cérébrale, qui alla toujours croissant et qui finit par la plonger dans le coma, et elle parut succomber à cet état comateux.

AUTOPSIE 24 HEURES APRÈS LA MORT.

« OEdème général ; face bouffie et bleuâtre ; sérosité dans le péritoine.

« Le cerveau est sain mais gorgé de sang veineux ; il se forme d'abondantes goutelettes de ce liquide sur les coupes de cet organe.

« Dilatation considérable des veines du cou.

« Le foie est gorgé de sang noir qui s'échappe abondamment par les coupes de ce viscère.

« Sérosité abondante dans le péricarde, qui présente sur sa face viscérale quelques plaques nacrées, lisses et qui ne peuvent produire aucune espèce de bruit par le frottement ; quelques granulations sur la surface externe des oreillettes.

« Les cavités droites sont énormément distendues par du sang noir.

« L'orifice auriculo-ventriculaire gauche est sain ; sa valvule est seulement un peu épaissie, sans rugosités ; elle ferme exactement.

« La valvule auriculo-ventriculaire droite, au contraire, légèrement épaissie aussi, mais très lisse, laisse un espace libre capable d'admettre le petit doigt.

« La circonférence de l'orifice gauche est de 3 pouces 5 lignes ; celle du droit est de 4 pouces 3 lignes.

« Les orifices artériels sont sains.

«Hypertrophie ventriculaire légère, surtout à droite; hypertrophie légère de l'oreillette du même côté. »

Cette observation et la précédente présentent ceci de singulier, que la lésion consistait simplement en une dilatation de l'orifice sans lésion de tissu notable de la valvule elle-même. La première fois que j'observai cela, je crus à une erreur de diagnostic, lorsque, passant mon doigt à travers cet orifice, je le trouvai libre de toute concrétion. J'eus l'idée alors de couper l'oreillette avec des ciseaux et de placer l'orifice malade sous un jet d'eau léger ; le liquide, en relevant horizontalement la valvule, montra péremptoirement son insuffisance.

Il faut, pour faire cette expérience, tenir le cœur dans la paume de la main en soutenant les ventricules avec les doigts sans les comprimer; c'est le seul moyen de prouver, sans réplique, l'insuffisance des valvules auriculo-ventriculaires.

§ III. — *Lésion de l'orifice aortique.*

Jusqu'ici nous avons vu le sang arrêté ou repoussé à l'entrée des ventricules refluer tantôt vers le poumon, tantôt dans le système veineux général, et l'appréciation exacte de ce fait nous a conduit à déterminer le diagnostic différentiel de la lésion des deux orifices auriculo-ventriculaires.

Dans la lésion de l'orifice aortique les conditions sont changées. Un fait domine et explique tous les phénomènes qui accompagnent cette lésion : c'est la position de l'obstacle en avant du ventricule gauche, le plus puis-

sant de tous les agents d'impulsion du sang en avant de
la valvule mitrale saine, qui ne permet pas que le sang
reflue au delà du ventricule.

Le simple rétrécissement aortique, en rendant plus
difficile et plus laborieuse la projection du sang, augmente
aussi l'énergie et la force du ventricule gauche, et provo-
que inévitablement son hypertrophie. L'insuffisance valvulaire, qui permet qu'une plus ou moins grande quantité de sang soit ramenée dans le ventricule par la systole
artérielle, hâte la réplétion de ce ventricule et consécutivement le moment de sa contraction, et produit égale-
ment son hypertrophie en précipitant ses mouvements.
Ce sang, qui de l'aorte revient dans le ventricule, diminue d'autant la quantité que doit fournir l'oreillette, et
on ne s'explique pas comment ce phénomène ne produit
pas, comme la lésion auriculo-ventriculaire gauche, une
congestion pulmonaire et consécutivement des hémoptysies.

Peut-être l'accélération des contractions ventriculaires, en augmentant la vitesse d'écoulement, établit-elle
une compensation suffisante ? Quoi qu'il en soit de cette
explication, toujours est-il que les malades affectés de
lésion de l'orifice aortique, bien qu'en proie à une dyspnée assez vive, ne m'ont jamais présenté d'hémoptysies.

L'hypertrophie, qui tend à diminuer les périls du rétrécissement et de l'insuffisance valvulaire, soit en pous-
sant le sang malgré l'obstacle, soit en diminuant la congestion pulmonaire, pourrait être ici considérée comme
un effort médicateur de la nature ; malheureusement le
remède a aussi ses dangers, auxquels les malades finissent
par succomber.

La lésion aortique et l'hypertrophie du ventricule gauche, qui en est la suite inévitable, réagissent immédiatement sur la circulation tout entière. Aucun point n'est spécialement affecté comme dans la lésion des orifices auriculo-ventriculaires; le trouble est égal et simultané dans les veines, dans les artères et dans le poumon.

Le pouls devient petit, inégal, irrégulier; sa fréquence change à chaque instant, il n'est plus en rapport exact avec les battements du cœur; il est presque toujours filiforme et dur, quoique les contractions ventriculaires soient énergiques et puissantes. Les mouvements du cœur, si rythmiques à l'état normal, deviennent irréguliers; souvent la systole ventriculaire se répète plusieurs fois de suite : il survient de la voussure; la matité précordiale s'étend; on sent souvent, à la palpation, un frémissement cataire, et l'auscultation permet de constater, à la région précordiale et dans les artères du cou, un bruit de soufflet à la place du premier bruit quand il y a simple rétrécissement, un bruit de soufflet à la place du second bruit quand il y a insuffisance valvulaire, et enfin un double bruit de soufflet, remplaçant les deux bruits, quand il y a à la fois insuffisance valvulaire et rétrécissement. Il survient de l'ascite, l'œdème envahit successivement tout le tissu cellulaire, et l'oppression, la toux dénotent la congestion pulmonaire et le catarrhe symptomatique.

A part le bruit de souffle au second temps, qui ne peut dépendre que de l'insuffisance des valvules sygmoïdes, la lésion de l'orifice aortique ne présente aucun signe qui puisse la caractériser d'une manière précise et sûre; l'excès de l'hypertrophie, l'énergie du bruit de souffle dans les artères du cou peuvent la faire soupçonner, mais ne suffisent point pour porter un diagnostic. C'est par la réunion des signes tirés de l'état du pouls, du cœur, et en procédant par voie d'exclusion, que l'on peut arriver à quelques données certaines. La continuité du bruit de souffle ne permet pas de la confondre avec l'hypertrophie simple, dont le bruit de souffle, quand il existe, est toujours intermittent et cède souvent à une saignée, et l'absence des hémoptysies, quoique la congestion pulmonaire et les accidents qui l'accompagnent existent à un haut degré, suffit pour la distinguer de la lésion de l'orifice auriculo-ventriculaire gauche. L'anévrisme de l'aorte, quand il existe à l'origine du vaisseau et quand les bruits du cœur sont masqués à la région précordiale par une péricardite concomitante, pourrait être confondu avec la lésion des valvules sygmoïdes, ou de l'orifice aortique proprement dit; quand l'anévrisme a son siége à la crosse, il est accompagné de trop de signes différentiels pour que la confusion soit possible.

Voici maintenant quelques observations pour appuyer les considérations précédentes :

« Charansonnay, âgé de 38 ans, militaire, domestique depuis quelques mois, tempérament sanguin, entre à la salle Sainte-Marie de l'Hôtel-Dieu, le 29 avril 1842. Il apprend qu'il a eu des rhumatismes et des fièvres intermittentes en Afrique en 1841; il accuse quatre mois de maladie. Epistaxis antérieurs, jamais d'hémoptysies; symptômes pulmonaires depuis quatre mois. »

État actuel. — « Dyspnée surtout dans la marche, toux fréquente, expectoration muqueuse abondante, râle muqueux, râle ronflant.

« Voussure, matité précordiale ; battements du cœur sourds , profonds, énergiques. — Bruit de souffle rude au second temps se prolongeant dans les artères du cou , quelquefois au premier temps. — Pouls médiocrement fort , petit, irrégulier , fréquent. — Bouffissure de la face, œdème des jambes ; presque pas de sommeil ; rien dans les voies digestives. »

Diagnostic. — « Hypertrophie ventriculaire , insuffisance aortique , catarrhe symptômatique.

« Tous ces symptômes s'aggravent successivement ; le 11 mai , ascite , anasarque générale.—Mort le 19. »

AUTOPSIE 24 HEURES APRÈS LA MORT.

« Ascite, anasarque générale et considérable ; un peu de sérosité dans le péricarde , quelques plaques lisses , blanchâtres à sa surface , surtout vers l'origine des gros vaisseaux. Hypertrophie ventriculaire considérable, surtout à gauche. Les valvules aortiques sont épaissies , raccornies, immobiles , couvertes d'incrustations. Il y a insuffisance et rétrécissement très-marqués ; les autres orifices sont parfaitement sains.

« Rien dans les autres organes. »

Ce malade , que j'ai pu suivre pendant long-temps, car il avait antérieurement passé deux mois dans le service de la clinique , présentait dans leur plus grande simplicité tous les signes de la lésion aortique.

« Vacheron , âgé de 48 ans, journalier, entre à l'Hôtel-Dieu , salle de la Clinique , le 2 avril 1843 ; il accuse seulement quinze jours de maladie. Rhumatisme articulaire, il y a un an, qui persiste encore aujourd'hui sous la forme chronique ; jamais d'hémoptysies.

« Invasion de la dyspnée et de la toux, il y a seulement quinze jours. »

État actuel. — Orthopnée, toux rare revenant par quintes, expectoration séro-albumineuse, aérée, un peu visqueuse et adhérente au vase ; râle crépitant à grosses bulles, sans matité en bas et en arrière à droite.

« Matité précordiale un peu étendue ; bruit de souffle dur et râpeux, remplaçant les deux temps et se prolongeant avec la même intensité dans les carotides ; le bruit de souffle a son maximum d'intensité à la région épigastrique.

« Le choc de la pointe du cœur est très-énergique, comme convulsif.

« Le pouls est fréquent, un peu dur, inégal et irrégulier.

« OEdème des membres inférieurs. »

Diagnostic. — « Rétrécissement avec insuffisance aortique ; pneumonie légère.

« Les symptômes observés allèrent toujours s'aggravant, et, quelques jours avant sa mort, le malade crachait abondamment du pus bien lié, coloré par un peu de sang, ce qui lui donnait un aspect roussâtre. Râle muqueux, abondant, à grosses bulles.

« Mort le 22 avril. »

AUTOPSIE.

« Hypertrophie ventriculaire, surtout à gauche ; quelques plaques nacrées, lisses, peu brillantes sur le péricarde viscéral ; les deux orifices auriculo-ventriculaires, l'orifice pulmonaire sont parfaitement sains ; l'adhérence des deux membranes adossées qui garnissent le trou de botal , n'est pas complète.

« Les valvules aortiques sont rongées en plusieurs points , considérablement épaissies et indurées , couvertes de rugosités et de végétations, presque pas mobiles. Il y a rétrécissement et insuffisance très-considérable de cet orifice.

« Point de foyer purulent dans le poumon ; l'expectoration purulente, observée pendant la vie, provenait des bronches, qui présentent des traces d'une vive inflammation.

« OEdème ; un peu d'ascite.

« Rien dans les autres organes. »

Cette observation , que j'ai citée de préférence à plusieurs autres , est intéressante à plus d'un titre : et, d'abord , elle montre que des individus peuvent porter long-temps , sans s'en apercevoir, de très-graves lésions des orifices ; car on peut admettre comme certain que la lésion aortique était au moins aussi ancienne que le rhumatisme , quoique le malade ait prétendu n'être fatigué que depuis quinze jours. Ce n'est pas en quelques jours que des transformations de tissus aussi complètes auraient pu s'accomplir. Sans aucun doute, la pneumonie et la bronchite intercurrentes , qu'elles aient été ou non produites par la maladie du cœur, ont provoqué la brusque exacerbation des symptômes liés à la lésion aortique. En second lieu, l'expectoration purulente, mêlée d'un peu de sang, qui survint les derniers jours et dont on ne put préciser la cause parce que l'état grave du malade ne permettait pas de l'ausculter en arrière , pouvait faire croire à quelque apoplexie suivie de suppuration, et faire naître quelques doutes sur l'exactitude du diagnostic ou sur la valeur de l'hémoptysie comme signe de la lésion auriculo-ventriculaire gauche.

« Couder, âgé de 28 ans, aiguiseur, entre à l'Hôtel-Dieu, salle de la Clinique, le 9 août 1844 ; il accuse un an de maladie. Le mal a débuté par une dyspnée très-vive qui s'amenda à la suite d'une application de sangsues à l'anus. Depuis cette époque, tantôt vive, tantôt faible, elle ne l'a plus quitté, s'exaspérant au moindre exercice. Depuis deux mois, elle est assez intense ; jamais d'hémoptysies.

État actuel. — « Anxiété très-marquée ; sentiment de pesanteur à la région précordiale.

« Battements du cœur forts, énergiques et fréquents, très-sensibles à la main ; bruits sourds ; le second quelquefois ne s'entend pas. Bruit de soufflet au premier temps plus fort au-dessus de la région précordiale, se prolongeant dans les artères du cou. Le second temps s'entend très-bien dans ces mêmes artères.

« Matité précordiale étendue.

« Pouls petit, fréquent, assez dur.

« Œdème aux avant-bras.

« Dyspnée, toux, peu d'expectoration muqueuse, rien à l'auscultation.

« Insomnie ; rien dans les autres fonctions. »

Diagnostic. — Hypertrophie, péricardite, altération de l'orifice aortique.

« Le malade mourut subitement et sans agonie le 18 août. »

AUTOPSIE 24 HEURES APRÈS LA MORT.

« Les deux feuillets du péricarde sont partout et complètement adhérents; la cavité du péricarde n'existe plus; on déchire avec assez de facilité ces adhérences , qui paraissent cependant anciennes.

« Hypertrophie ventriculaire avec dilatation considérable ; le ventricule gauche peut facilement contenir le poing ; ses parois sont médiocrement épaisses en raison de la capacité du ventricule. L'orifice aortique est dilaté, mais ses valvules sont saines et suffisantes ; les autres orifices sont parfaitement sains.

« A sa sortie du péricarde , immédiatement au-dessus des sygmoïdes , l'aorte est uniformément dilatée; c'est un sac anévrismal ayant un pouce et demi de haut. La paroi interne de ce sac n'est pas lisse et uniforme ; elle est rugueuse et paraît formée par un tissu fibreux résistant.

« Rien dans les autres organes ; la mort subite de cet homme reste complètement inexpliquée. »

Il était complètement impossible , dans ce cas, de déterminer d'une manière précise le siège de l'altération ; tout ce qu'on pouvait savoir , c'est que les sygmoïdes n'étaient pas insuffisantes. Mais quel genre d'altération y avait-il ? c'est ce que l'on ne pouvait dire. L'absence des signes directs de la lésion des orifices auriculo-ventriculaires, ajoutée à l'hypertrophie, avait suffi pour faire diagnostiquer une lésion quelconque de l'orifice aortique.

§ IV. — *Lésion de l'orifice pulmonaire.*

Les altérations de l'orifice pulmonaire sont extrêmement rares ; on n'en trouve dans M. Bouillaud que quatre cas , dont un seul sans lésion concomitante des autres orifices. M. Forget affirme n'en avoir jamais vu, et, malgré de longues recherches , je n'ai pu moi-même en rencontrer un seul exemple. Il est donc fort difficile de déterminer avec précision les phénomènes propres à cette lésion.

Dans les quatre observations de M. Bouillaud , la lésion consistait en un rétrécissement plus ou moins marqué avec insuffisance ; il y avait hypertrophie du ventricule droit, bruit de souffle au premier temps , dyspnée , bouffissure marquée et teinte violacée de la face. Dans un cas, développement anormal du foie , et dans un autre, chez lequel on avait signalé l'existence des tubercules pulmonaires , hémoptysies ; chez deux, ramollissement cérébral. Le pouls était, en général , petit , dur et fréquent.

Quoiqu'il ne soit guère légitime de tirer des conclusions d'un aussi petit nombre de faits , je crois cependant qu'on peut admettre , en raisonnant par analogie , que les phénomènes qui accompagnent la lésion de l'orifice pulmonaire sont à peu près les mêmes que ceux qui appartiennent à la lésion de l'orifice auriculo-ventriculaire droit , avec cette différence qu'ils doivent être toujours moins bien dessinés , coïncider toujours avec une hypertrophie ventriculaire, et jamais, au contraire, avec le pouls veineux.

Si les branches de l'artère pulmonaire étaient accessibles à l'exploration par le toucher et le stéthoscope, on pourrait peut-être lever tous les doutes.

§ V. — *Conclusions générales pour la thérapeutique.*

On me demandera peut-être maintenant quelle importance peut avoir le diagnostic différentiel des lésions des orifices du cœur, et quel avantage on en peut retirer pour leur traitement. Quand il n'y aurait qu'une satisfaction scientifique, ce serait bien déjà quelque chose; et puis, qui sait si plus tard il ne sortira pas de là quelque importante indication ? N'est-il pas possible, dès aujourd'hui, de formuler quelques conclusions thérapeutiques?

De l'examen et de l'appréciation des phénomènes qui accompagnent chacune de ces lésions, on peut conclure, je crois, que la mort arrive par le poumon, dans la lésion de l'orifice auriculo-ventriculaire gauche; par le cerveau, dans la lésion de l'orifice auriculo-ventriculaire droit ; par le cœur et le poumon, dans la lésion de l'orifice aortique; par le cœur et la congestion veineuse, dans la lésion de l'orifice pulmonaire.

Ce simple aperçu ne peut-il pas fournir des données précieuses au praticien ? N'y a-t-il pas là des indications essentielles qu'on pourrait, si je ne me trompe, formuler ainsi :

Dans le cas de lésion de l'orifice auriculo-ventriculaire gauche, il y a prédominance du sang artériel; il faut débarrasser le système capillaire du poumon, et les saignées générales me paraissent parfaitement appropriées à ce but; il faut condamner l'exercice, les émotions, parce qu'ils augmentent la fréquence et l'énergie des mouvements du cœur.

Dans la lésion de l'orifice auriculo-ventriculaire droit, il y a prédominance du sang noir ; il faut dégorger le système veineux et surtout celui du cerveau ; les saignées locales révulsives ou directement déplétives me semblent plus convenables que les saignées générales, qui appauvriraient l'économie, déjà si pauvre, faute de sang hématosé ; il faut activer la circulation veineuse, favoriser l'hématose du sang noir, hâter son passage à travers le poumon par un exercice modéré et tous les moyens convenables.

Dans la lésion de l'orifice aortique, les saignées générales employées avec modération et discernement, mais surtout les diurétiques, les hydragogues, qui diminuent la masse totale du sang sans lui enlever ses principes essentiels, les sédatifs directs du cœur, doivent former la base de la médication ; il ne faut pas oublier ici, comme l'a fait remarquer M. Corrigan, que l'hypertrophie est presque un remède.

Dans la lésion de l'orifice pulmonaire il faut dégorger le système veineux, faciliter l'hématose et modérer, s'il y a lieu, l'hypertrophie ventriculaire.

Je n'ai pas eu la prétention de résoudre d'une manière complète le problème de la thérapeutique des maladies des orifices du cœur. Je voulais seulement montrer qu'en s'aidant de la physiologie et de l'auscultation, on pouvait déterminer assez sûrement lequel des orifices du cœur était malade, et prouver que cette détermination avait quelque importance dans la pratique.